Evangelia Nestoroudi

Schwangerschaft bei angeborenem Herzfehler und künstliche Herzklappen

GRIN Verlag

Bibliografische Information der Deutschen Nationalbibliothek:

Die Deutsche Bibliothek verzeichnet diese Publikation in der Deutschen National-
bibliografie; detaillierte bibliografische Daten sind im Internet über http://dnb.d-
nb.de/ abrufbar.

Impressum:

Copyright © 2006 GRIN Verlag GmbH
Druck und Bindung: Books on Demand GmbH, Norderstedt Germany
ISBN: 978-3-640-12982-9

Dieses Buch bei GRIN:

http://www.grin.com/de/e-book/93913/schwangerschaft-bei-angeborenem-herzfeh-
ler-und-kuenstliche-herzklappen

Schwangerschaft bei angeborenen Herzfehler und künstliche Herzklappen

Von Evangelia Nestoroudi

Inhaltsverzeichnis

Einleitung

Grundlage für die Examensarbeit, ist eine Schwangere Patientin mit angeborenem Herzfehler und künstliche Herzklappen. Der Schwerpunkt dieser Arbeit ist jedoch die geeignete Therapie mit Antikoagulazien zu finden. Diese Patientinnen haben ein besonderes hohes Risiko für Schwangerschafts-Komplikationen, so dass sowohl die Planung als auch die Betreuung der Schwangerschaft in enger Zusammenarbeit mit dem zuständigen Kardiologen (Herzspezialist) erfolgen sollte. Patientinnen mit Herzklappenersatz haben ein erhöhtes Fehlgeburtrisiko und Blutungsrisiko in der Schwangerschaft, zudem besteht bei unzureichender Gerinnungshemmung die Gefahr eine Thrombose der Herzklappen.

Es ist aktuell nicht klar, ob besser in der Schwangerschaft unfraktionierte Heparine oder niedermolekulare Heparine verwendet werden sollte. Wichtig ist aber auf jedem Fall eine konsequente und engmaschige Heparin Therapie bei Herzklappen Patientinnen zu führen.

Bei unfraktionierten Heparinen sollte die so genannte PTT gemessen werden.

Bei niedermolekularen Heparinen sollte der so genannte Anti-Xa-Wert gemessen werden.

Die Behandlung mit Gerinnungshemmer wird während der Schwangerschaft wie üblich über den INR-Wert gesteuert.

Schwangerschaft mit Herzklappenersatz

Dieses Thema ist sehr umstritten, weil praktisch alle Untersuchungen umfassen in der Regel nur geringe Anzahl von Patientinnen mit künstlichen Herzklappenersatz und es ist schwierig klare Empfehlungen zur Antikoagulation von Schwangaren zur bieten.

Die Bioprothese, alternativ zum künstlichen Herzklappenersatz sehen viele Frauen um die Risiken für das Kind zu vermeiden, die allerdings einen ausreichenden Zeitraum lassen um Ihre Familienplanung zu verwirklichen. Zwar bedarf die Bioprothese keine Antikoagulations Therapie aber die Haltbarkeit ist für einen kurzen Zeitraum gewährleistet. Eine spätere Re – Operation zur Künstlichen Herzklappe ist notwendig.

Beim eintritt einer Schwangerschaft oder sogar vor der Planung sollte die Patientin Ihren Arzt (Frauenarzt/Kardiologen) informieren! in den ersten drei Monate einer Schwangerschaft kann die Einnahme orale Antikoagulazien zu Missbildungen führen auch unmittelbar vor der Entbindung kann der Gerinnungshemmer wirksam durch Heparin ersetzt werden (wegen Verblutungsgefahr).Es gibt aber leider keine Standard Therapie und man sollte sich nicht auf die obengenante Therapie festlegen.

Andere Meinung ist Prof. Celia, Sie schildern die Risiken, „die Umstellung auf Heparin mit sich bringt. Vom Einsatz niedermolekularer Heparine rät Sie ab, weil mit diesem Substanzen bei Schwangaren keine Praktischen Erfahrungen haben. Orale Antikoagulazien passieren die Plazenta und verursachen oft fetale Missbildungen. Was bislang kaum bekannt war: Dieses Risiko ist dosisabhängig. Benötigt eine Schwangere weniger als 5 mg Warfarin täglich, wurden bislang keine kindlichen Schäden beobachtet. „

„Okley Celia Prof. Ärztliche Praxis 2003, Ausgabe 74, London"

Mechanische künstliche Herzklappen

Mechanische Herzklappen bestehen aus einem Klappenring und ein oder zwei Klappenflügeln aus Graphit, das mit pyrolytischem Kohlenstoff beschichtet ist. Der Klappenring ist von einer weißen Polyester-Manschette umgeben, die zur Befestigung im Herzen dient. Die Flügel dienen als Ventildeckel und werden passiv vom Blutstrom bewegt. Sie sorgen dafür, dass das Blut nur in einer Richtung fließen kann. Der große Vorteil dieser Klappen ist, dass sie praktisch keine Verschleißerscheinungen aufweisen .Mechanische Herzklappen können leise Geräusche („Prothesenklicks") beim Öffnen und Schließen der Klappenflügel erzeugen. Am Anfang wird dieses Geräusch manchmal als störend empfunden, später fällt es dem Patienten gar nicht mehr auf.

Da Kunststoff jedoch vom Organismus als Fremdkörper erkannt wird, können sich Gerinnsel auf der Klappe ablagern
Um die Bildung von Thromben an den künstlichen Klappenoberflächen zu vermeiden, ist in der Regel eine dauerhafte Antikoagulation erforderlich. Besonders gefährlich wird dies, wenn diese Gerinnsel zum Verklemmen der Klappe führen oder sich von der Klappe lösen und in den Kreislauf geschwemmt werden. Setzen sie sich im Gehirn fest, so kann dies einen Schlaganfall verursachen.
Mechanische Herzklappen haben in Laborversuchen eine Lebensdauer von über 100 Jahren.

Künstliche Herzklappen

Es gibt grundsätzlich zwei verschiedene Typen von künstlich hergestellten Herzklappen:

- mechanische Herzklappen

- biologische Herzklappe

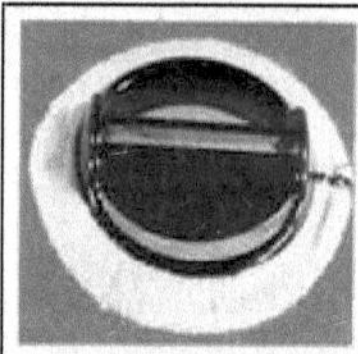

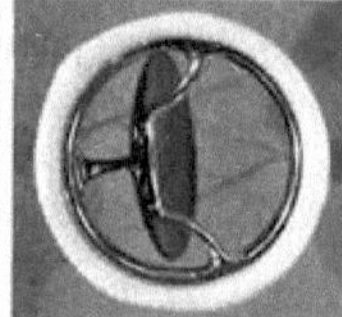

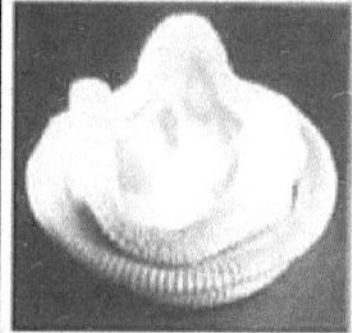

Internetseite de.wikipedia.org (suche unter Künstliche Herzklappen, Mechanische Herzklappen, Bauformen)

Die Entscheidung, ob eine mechanische oder biologische Herzklappe implantiert werden soll, ist individuell zu fällen. Bei Patienten unter dem 60. bis 65. Lebensjahr wird aufgrund der begrenzten Haltbarkeit eher einer mechanischen Klappe der Vorzug gegeben. Für eine mechanische Klappe spricht auch, wenn ohnehin eine gerinnungshemmende Behandlung z.B. wegen Vorhofflimmern notwendig ist. Handelt es sich dagegen um junge Frauen mit Kinderwunsch (hier ist die blutgerinnungshemmende Behandlung wegen Schwangerschaftskomplikationen unerwünscht) oder um Menschen mit erhöhtem Verletzungsrisiko, z.B. durch bestimmte Sportarten (vermehrte Blutungsgefahr), werden biologische Herzklappen bevorzugt. Grundsätzlich wird darauf hingewiesen, dass jeder Patient unabhängig von der Art der implantierten Klappe eine Endokarditis-Prophylaxe betreiben muss.

Biologische künstliche Herzklappen

Biologische Herzklappen werden aus Schweineherzklappen oder dem Herzbeutel von Rindern (Pericard) hergestellt (Die Präparation in einer antibiotischen Lösung bei 4° C, Röntgenbestrahlung oder die Trockengefrierung sind der Cryopräservierung unterlegen.). Die Gewebe sind auf einem Kunststoffgerüst („Stent") befestigt oder gerüstfrei. Auch diese Klappen sind zum Einnähen mit einer Polyestermanschette umgeben.
In begrenztem Umfang stehen auch menschliche Herzklappen von Verstorbenen, so genannte Homografts (menschliche Spenderklappen, die cryopräserviert werden = nach der Präparation in Stickstoff aufbewahrt werden), zur Verfügung. Sie passen sich optimal dem Blutfluss im Herzen an und das Risiko der Gerinnselbildung ist nicht gegeben. Daher ist eine Blutgerinnungsbehandlung fast immer nur für die ersten drei Monate nach der Operation nötig.

„Die Lebensdauer biologischer Herzklappen kann begrenzt sein, da sie im Vergleich zum eigenen Gewebe einem beschleunigten Alterungsprozess (Verkalkung) unterliegen. Erfahrungsgemäß verkalken biologische Herzklappen bei Kindern früher und schneller als bei Erwachsenen. Die Ursache hierfür ist bisher nicht bekannt und es kann auch keine Vorhersage gemacht werden, bei welchem Menschen dieser Zustand wann eintritt."

„Internetseite de.wikipedia.org (suche unter Künstliche Herzklappen, Biologische künstliche Herzklappen, Lebensdauer)"

Ein Nachteil besonders bei jüngeren Menschen ist die begrenzte Haltbarkeit dieser Klappen: 10 Jahre nach Implantation einer Schweineklappe sind im Mittel noch rund 70 bis 80% der Mitralklappen bzw. 80 bis 90% der Aortenklappen funktionsfähig, nach 15 Jahren sind es noch rund 30 bis 50%. Auch Homografts scheinen eine ähnliche Funktionsdauer zu haben. Jährliche Ultraschall-Untersuchungen geben Aufschluss über die Klappenfunktion. Bei schwerwiegenderen Veränderungen kann ein neuerlicher Klappenersatz notwendig werden.

Im Folgenden, stelle ich Ihnen die zwei Arten der Antikoagulazien vor.
Es ist wichtig, die Vorteile sowie auch die Nachteile der Therapie zu wissen, was es für das Baby und der Schwangere Mutter von Bedeutung ist z.B. die Einflussgröße der Antikoagulazien (Heparin oder Oral), Pharmakologie sowie die Halbwertzeit der einzelner Antikoagulazien.

Orale Antikoagulazien

<u>**Vorteile**</u>

1) Der Einsatz oraler Antikoagulazien während der Schwangerschaft hat die geringste Rate an mütterliche Komplikationen wie Thrombosenembolien.

2) Haben eine lange Halbwertzeit.

3) Die Nebenwirkungen (Haarausfall, Osteoporose, Müdigkeit) sind selten oder geringfügig.

<u>**Nachteile**</u>

1) Orale Antikoagulazien sind Plazentagängig wegen ihres geringen Molekulargewichtes.

2) Sie können zu Blutungen oder auch zu Fehlbildungen führen wie z.B. eine Unterentwicklung von Nasenbein und Nasenknopel. Die langen Röhren- und Wirbelknochen zeigen ungewöhnliche Verkalkungsmuster auch zentralnervöse Komplikationen des Kindes werden oft beobachtet

3) Eine erhöhte Fehlgeburtsrate 30 %

4) kann zur Plazentaablösung kommen.

5) Auch Schweren Blutungskomplikationen der Kinder.

6) Schwere Blutungskomplikationen können auch bei der Mutter auftreten.

Tabelle 3	
Die wichtigsten fetotoxischen Arzneimittel	
Substanz	**(Leit-)Symptome beziehungsweise vorwiegend betroffene Organe**
ACE-Hemmstoffe	Nieren, Oligohydramnion, Anurie, Gelenkkontrakturen, Schädelhypoplasie
Aminoglykoside (parenteral)	Innenohr und Nieren
Androgene	Maskulinisierung
Angiotensin-II-Rezeptor-Antagonisten	Nieren, Oligohydramnion, Kontrakturen, Schädelhypoplasie
Benzodiazepine (Langzeittherapie oder sub partu)	Atemdepression, Anpassungsstörung, Floppy-Infant-Syndrom
Cumarinderivate	Hirnblutung
Ergotamine (bei wehenbereitem Uterus)	Fetale Hypoxie
Immunsuppressiva	Knochenmarksdepression
Radioiod (in therapeutischer Dosis)	Schilddrüsenhypoplasie oder -aplasie
Lithium	Floppy-Infant-Syndrom, Hypothyreose
Opioide/Opiate (Langzeittherapie oder sub partu)	Entzugssymptome
Psychopharmaka	Anpassungsstörungen im körperlichen Sinne, bei SSRI serotonerge Symptomatik
Tetracycline (nach 15. Schwangerschaftswoche)	Gelbfärbung der Zähne
Zytostatika	Knochenmarksdepression

Diese Liste erhebt keinen Anspruch auf Vollständigkeit. Substanzen, die in dieser Liste nicht genannt werden, dürfen nicht als erwiesenermaßen harmlos angesehen werden. Eine Exposition führt keineswegs zwangsläufig zu der angegebenen Symptomatik. Ausschlaggebend sind neben individuellen pharmakokinetischen Merkmalen die Dosis und der Behandlungszeitraum.
SSRI, selektive Serotoninwiederaufnahme-Hemmstoffe

Dr. med. **Christof Schäfer,** Medikamentöse Therapie in der Schwangerschaft, Deutsches Ärzteblatt Jg. 102/ Heft 37/ 16-09-2005 (Tabelle)

Tabelle 2

Die wichtigsten teratogenen Arzneimittel*

Substanz	(Leit-)Symptome beziehungsweise vorwiegend betroffene Organe
Aminoglykoside (parenteral)	Innenohr und Nieren
Androgene	Maskulinisierung
Carbamazepin	Spina bifida, Herz, Gaumen, urogenitales System, Extremitäten, Dysmorphien des Gesichts
Cumarinderivate	Nase, Extremitäten
Diethylstilbestrol	Scheidenkarzinom
Lithium	Herz (Ebstein-Anomalie, selten)
Misoprostol (zur versuchten Aborteinleitung)	Möbius-Sequenz, Extremitäten
Penicillamin	Cutis laxa (selten)
Phenobarbital/Primidon (antiepileptische Therapie)	Herz, Gaumen, urogenitales System, Extremitäten, Dysmorphien des Gesichts
Phenytoin	Herz, Gaumen, urogenitales System, Extremitäten, Dysmorphien des Gesichts
Retinoide	Ohr, ZNS, Herz, Skelett
Thalidomid	Extremitäten
Trimethadion	Herz, Gaumen, urogenitales System, Extremitäten, Dysmorphien des Gesichts
Valproinsäure	Spina bifida, Herz, Gaumen, urogenitales System, Extremitäten, Dysmorphien des Gesichts
Vitamin A (> 25 000 IE/Tag)	wie Retinoide
Zytostatika (vorwiegend Antimetabolite)	multiple Fehlbildungen
Als so genannte „schwache Teratogene" (Risiko $\leq$ 1 : 1 000 exponierte Feten) werden diskutiert	
Glucocorticoide (systemisch)	Gaumenspalten
Methimazol	Choanalatresie, tracheoösophageale Fisteln, Aplasia cutis
Trimethroprim/Co-trimoxazol	Neuralrohrdefekte

* Eine Monotherapie mit einem der genannten Medikamente führt keineswegs zwangsläufig zu einer Schädigung des Embryos. Bei einer Exposition im ersten Trimenon liegt das Fehlbildungsrisiko, mit Ausnahme des Thalidomid und der Retinoide, noch unter 10 Prozent. Präzisere Angaben lassen sich selbst zu den epidemiologisch am besten untersuchten Teratogenen, den nicht selten auch Schwangeren verordneten klassischen Antiepileptika, nicht machen (8). Medikamente, die in dieser Liste nicht genannt werden, dürfen nicht als erwiesenermaßen harmlos angesehen werden. Zu den meisten Arzneimitteln liegen keine für eine fundierte Risikobewertung ausreichende Daten vor.

Dr. med. **Christof Schäfer,** Medikamentöse Therapie in der Schwangerschaft, Deutsches Ärzteblatt Jg. 102/ Heft 37/ 16-09-2005 (Tabelle)

Einflussgrößen auf den Cumarinbedarf

Die Berücksichtigung der vielfältigen Einflussgrößen auf die Cumarintherapie ist eine Ärztliche Aufgabe den Patient zu überwachen, da der Cumarinbedarf sich abrupt bedrohlich ändern kann.Wird dies nicht berücksichtig, kann es zu Überdosierung (Blutungsgefahr) als auch Unterdosierung (Thromboembolie) kommen.

Sonstige Einflusse

Arzneimittelreaktionen (Wechselwirkung mit anderen Medikamenten), zusätzlich Vitamin- k- Mangel, verschiedenen Erkrankungen z.B. Nieren-insuffizienz, bestimmte Nahrungsmittel mit hohem Vitamin-k-Gehalt z.B. Grünkohl, Spinat u.s.w. ,das Alter spielt auch eine Rolle, der Cholesterin-spiegel (ein erhöhter Cholesterinspiegel geht mit höheren Cumarinbedarf einher) auch das Körpergewicht hat einen geringeren Einfluss.

„Pharmakologie

Die Cumarinderivate sind so genannte indirekte Antikoagulatien, d. h. sie wirken nicht direkt gerinnungshemmend, sondern interferieren mit Vitamin K bei der Synthese des Prothrombinkomplexes. Dadurch kommt es zu einem Vitamin – K Mangel bzw. (Ausbleiben der Vitamin K Wirkung)."

Monika Barthels und Mario von Dapka, Das Gerinnungskompendium,s.237,
Thieme Verlag 2003.

„Halbwertzeit

Die Halbwertzeit für Phenprocoumon (z.B Marcumar) beträgt 6 – 7 Tage.
Die Halbwertzeit für Warfarin (z.B. Coumadin) beträgt 33 – 45 Stunden."

Monika Barthels und Mario von Dapka, Das Gerinnungskompendium,s.237,
Thieme Verlag 2003.

Phenprocoumon

Zusammensetzung

Tablette.: 1 Tablette. enthält.: Phenprocoumon 3mg. Sonstige Bestandsteile .: Laktose 1H2O, Magnesiumstearat, Maisstärke, Talkum. Enth. Kohlenhydrate, diese entspr. weniger als 0,01 BE.

Schwangerschaft

Absolut kontraindiziert. Das Eintreten einer Schwangerschaft. muss während der Behandlung mit Phenprocoumon und im Zeitraum von 3 Monaten nach Beendigung der Einnahme wegen des erhöhten Risikos kindlicher Missbildungen. sicher verhütet werden.

Stillzeit

Kontraindiziert.

Nebenwirkungen

Häufig: Blutungen, wie Hämaturie einschließlich Mikrohämaturie, Zahnfleischbluten. Gelegentlich: Nasenbluten, Epistaxis, Hämatome nach Verletzungen, Blutungen aus dem Magen-Darm-Trakt, Hepatitiden mit und ohne Ikterus. Selten.: Lebensbedrohliche Blut., z.B. im Bereich von Gelenken, Muskeln, hinter dem Retroperitoneum, Pankreas, Rückenmark, Gehirn, Nebenniere, Pericardium, Pleurahöhle und in die Darmwand. Je nach Ort od. Ausdehnung der Blutung, kann diese in Einzelfall Schäden hinterlassen, wie z.B. Lähmungen nach Nervenschädigung. Übelkeit, Appetitlosigkeit, Erbrechen, Diarrhöe, Urtikaria, Exantheme, Pruritus, Dermatitis, reversible Alopecia diffusa, Netzhautblutungen, Allergien. Hautreaktionen, Hautnekrosen, Leberparenchymschäden, Purpura, Kompressionssyndrom des Nervus femoralis als Folge einer retroperitonealen Blut., Osteopenie bei Langzeitbehandlung, brennende Schmerzen mit gleichzeitige Verfärbung in den Großzehen (purple toes).

Wechselwirkungen

Eine klinisch bedeutsame Wirkung -verstärkung und erhöhten Blutungsgefahr wurde nach gleichzeitiger Anwendung der folgender Pharmaka beobachtet: ASS, Piroxicam, selektive COX-2-Inhibitoren, Leflunomid, Fibrate, Imidazol- u. Triazol-Derivate, Allopurinol, Disulfiram, Methyltestosteron u. and. anabole Steroide, Amiodaron, Schilddrüsenhormone, Ammoidin, trizykl. Antidepress., Tamoxifen. Phenylbutazon u. Analoga. Bestimmte Antibiotika: Chloramphenicol, Cloxacillin, Erythromycin u. Derivate, Tetrazykline, Trimethoprim-Sulfamethoxazol und andere Sulfonamide. N-Methylthiotetrazol-Cephalosporinen (da ähnliche Wirkungs- Mechanismus wie Phenproucomon) und andere Cephalosporine, Chinidin und Propafenon, Plättchenaggregat.-

hemmende AM, z.B. nicht-steroidale Antiphlogistika. Unfraktionierte und niedermolekulare Heparine oder Heparinoide. Eine Wirkungs- Abschwächung oraler Antikoagulanzien wurde nach gleichzeitiger oder vorheriger Anwendung der folgende Pharmaka nachgewiesen: Barbiturate, Corticosteroide, Diuretika, Glutethimid (Aminoglutethimid), Rifampicin, Carbamazepin, 6-Mercaptopurin, Thiouracil, Colestyramin, Vitamin-K-halt. Präp. Bei gleichzeitiger Gabe von Johanniskraut-Zubereitungen sind Wechselwirkungen möglich, die klinische Relevanz dieser Interakt. ist bisher jedoch nicht geklärt. Eine Veränderung der Gerinnungsparameter und oder Blutungen sind bei Patienten gemeldet worden, die Capecitabin zusammen mit Cumarin-Derivaten wie Warfarin oder Phenprocoumon einnehmen. Diese unerwünschten Wirkungen traten innerhalb mehrerer Tage und bis zu mehreren Monaten nach Beginn der Behandlung mit Capecitabin auf, in wenigen Fällen auch innerhalb eines Monats nach Ende der Behandlung mit Capecitabin. Ein komplexer Interakt. ergibt sich für Ethanol. Akute Aufnahme potenziert die Wirkung oraler Antikoagulanzien, während chronische Aufnahme diese abschwächte. Bei chronischer Aufnahme von Alkohol und einer Leberinsuffizienz kann es jedoch auch zu einer Wirkungs-Verstärkung kommen. Bei gleichzeitiger Anwendung kann Phenprocoumon die Wirkung von Sulfonylharnstoffen verstärken, sodass es zu einer Hypoglykämie kommen kann. Estrogen/ Progestogen-Kontrazeptiva können die Clearance von Phenprocoumon erhöhen, ohne den antikoagulierenden Effekt zu beeinflussen. Bei gleichzeitiger Behandlung mit anderen Medikamenten oder bei abrupter Umstellung der Ernährungsgewohnheit und Einnahme von Vitamin-K-haltende Präparate sowie bei interkurrenten oder gleichzeitige bestehende Erkrankung (z.B. Lebererkrankung, Herzinsuffizienz) kann es zu einer veränderten Wirksamkeit von Phenprocoumon kommen. In diesen Fällen empfiehlt es sich, häufigere Gerinnungskontrollen vorzunehmen.

Hinweise

Regelmäßige Kontrolle der Wirkung von Phenprocoumon durch Bestimmung der Thromboplastinzeit ist unerlässlicher Bestandteil sorgfältiger Über-wachung der Dosierung nach Operationen, da Thrombose- und Blutungs-gefahr. Bei Änderung der Begleitmedikation ebenfalls häufigere Gerinnungs-kontrollen durchführen, da Wechselwirkungen möglich sind. Bei ambulanter Behandlung mit Marcumar müssen die Patienten einen ärztlichen Ausweis über die Antikoagulantiendosierung bei sich tragen.

Warnhinweise

Indikationen mit Injektion während der Behandlung mit Marcumar dürfen nicht erfolgen. Bei invasiven diagnostischen Eingriffen Nutzen-Risiko-Abwägung zw. Blutungsrisiko und Rethrombose. Keine Lumbalpunktionen und Angiographien durchführen. Besondere Überwachung ist angezeigt nach Lungenresektionen, Operationen der Genitalorgane, des Magens, der Gallenwege; bei Herzdekompensation, Arteriosklerose u. Hypertension, leichtere Hepatopathien, Vaskulitis sowie schwerer Diabetes mellitus,

Phenylbutazon und Analoga sollten bei mit Marcumar behandelten Patienten nicht angewendet werden.

Dosierung

Anwendung genau nach Vorschrift (s. Gebrauchs - und Fachinfo.)

Coumadin

Zusammensetzung

-Tabletten: 1 Tablette enthält.: Warfarin-Na 5mg. Hilfsstellung.: Vorgelatinierte Tapiocastärke, Lactose-Monohydrat, Stearinsäure, Magnesiumstearat.

Anwendung

Prophylaxe und Therapie thromboembolische Erkrankung- Herzinfarkt (Langzeitbehandlung), wenn ein erhöhtes Risiko für thromboembolischer Komplikationen gegeben ist. Hinweise: Bei Reinfarktprophylaxe in der Posthospitalphase besondere sorgfältige Abwägung des Nutzens einer Langzeitantikoagulation gegen das Blutungsrisiko.

Gegenanzeigen

Absolut: Kontraindiziert bei Schwangerschaft Dyskrasie, hämorrhagische Diathesen, Leberparenchymerkrankheit, manifizierte Niereninsuffizienz, erhöhte Blutungsneigung, gr. offene Wunden. Blutungsneigungen in Zus. m. akute Ulcerationen oder offenen Blutungen des Magen-Darm-Traktes, der Harn- oder der Atemwege, cerebrovaskulärer Blutung. Schw. Thrombozytopenie. Refraktäre Hypertonie (>200/105mmHg). Apoplexie. Kürzlich oder geplante Untersuchung der ZNS, chirurgische Eingriffe am ZNS oder Auge, spinale Punktionen, rückenmarksnahe Regionalanästhesien, Retinopathie mit Blutungsrisiko, cerebrales Aneurysma. Kavernöse Lungentuberkulose. Aortendissektion, Perikarditis, Perikarderguß, bakterielle Endocarditis, ZNS-Trauma. Hinweise.: Bei Patienten mit Bluthochdruck besonders sorgfältiger Abwägung des Nutzens der Indikation für eine Antikoagulation gegen das Risiko. Relativ: Mangelnde Compliance, z.B. bei Patienten mit Senilität, Alkoholismus, Epilepsie, Nephrolithiasis.

Schwangerschaft

Kontraindiziert. Das Arzneimittel ist plazentagängig, Gefahr fetaler Hämorrhagien. Potentielles Risiko kindlicher Missbildungen.

Nebenwirkungen

Sehr häufig Blutungen wie Mikrohämaturie und Zahnfleischbluten. Häufig Nasenbluten, Hämatome nach Verletzungen, Blutungen aus dem Magen-

Darm-Trakt. Gelegentlich lebensbedrohliche Blutungen. Gelegentliche Überempfindlichkeits-/allergische Reaktionen, Hepatitis, Leberschäden durch Gallenstauung, Gelbsucht, erhaltene Leberenzyme, Vaskulitis, Ödeme, Fieber, Exantheme, GI-Störung, Müdigkeit, Lethargie, Unwohlsein, Asthenie, Kopf-/Schmerzen, Schwindel, Geschmacksveränderung, Appetitlosigkeit, Pruritus, Kälteempfindung, Paresthesie mit Kältegefühl und Schüttelfrost, Urtikaria, Dermatitis mit Blasenausschlag, Alopezie und Netzhautblutungen, systematische Cholesterinmikroembolien. Sehr selten Hautnekrosen. Einzelne Berichte über tracheale und bronchiale Verkalkungen (Signifik. unklar). Berichte über teratogenen und embryotoxischen Effekt in der Schwangerschaft.

Wechselwirkungen

Die gleichzeitige Anwendung andere Medikamente kann die Wirkung der Antikoagulantien verstärken oder abschwächen. Deshalb sollte bei jedem Patient, bei dem eine zusätzliche medikamentöse Therapie begonnen oder beendet wird, die Thromboplastinzeit sorgfältig überwacht werden, um die Gefahren einer erhöhten Blutungsneigung bzw. einer Thrombosierung rechtzeitig zu erkennen. Zahlreiche Faktoren, einzeln oder in Kombination, können die Reaktion des Patienten auf die Antikoagulantientherapie beeinflussen. Die folgenden Faktoren, alleine oder zusätzlich, können die Antikoagulationswirkung verstärken: Körpereigene Faktoren: fehlerhafte Blutzusammensetzung (s. Gegenanzeige), Krebs, vaskuläre Kollagener-krankheit, Stauungsherzinsuffizienz., Diarrhöe, erhöhte Temperatur, Leber-erkrankheit, Infektionen, Hepatitis, Gelbsucht, Schilddrüsenüberfunktion, schlechter Allgemeinzustand, Steatorrhoe, Vitamin K-Mangel. Äußere Faktoren:

a) Arzneimittelklassen, die die Effekte einer Antikoagulation verstärken können: zentral wirkende adrenerge Stimulantien, Kombinationen zur Bekämpfung des Alkoholmissbrauches, Analgetika, Androgene Steroide, Anabolika, Inhalationsanästhetika, Antiarrhytmika*, Antibiotika* (orale Amino-glykoside, parent. Cephalosporin, N-Methylthiotetrazol-Cephalosporine, Makrolide, verschiedene i.v. hochdosierte Penicillin, Chinolone, Fluor-chinolone, langwirkende Sulphonamide, Tetracycline), Anticoagulation, Anticonvulsive*, Antidepressiva*, Phytopharmaka* (z.B. Johanniskraut), Antimalariamittel, Tumortherapeutika*, Antiparasitika/antimikrobielle Mittel, Thyreostatika, Beta-Blocker, Bromelain, Mittel zur Cholelitholyse, orale Antidiabetika, Diuretika*, Mittel gegen systematische Pilzerkrankung*, Antacida und Ulkustherapeutika, Mittel gegen gastrointest. ulcerative Kolitis, Gichttherapeutika, Hämorrheologika, hepatotoxische Arzneimittel, Insulin, Notfallmedikament gegen Hypertonie, Hypnotika*, Lipidsenker*, Imidazol-derivate, MAO-Hemmer, langwirkende Narkotika, Plasminogenaktivatoren, Psychostimulantien, selektive Serotonin re- uptake Hemmer, Adreno-corticoide*, Urikosurika, Impfstoffe, Vitamine*, Schilddrüsenhormone: * Sowohl über verstärkte als auch verminderte Antikoagulantieneffekte wurde berichtet.

Ebenso: andere Medikamente mit Wirkung auf Blutbestandteile, welche die Hämostase beeinflussen, Mangelerscheinungen bei Diät, lang anhaltender Hitzeperioden, unzuverlässige Bestimmungen der Thromboplastinzeit (Quick-Wert oder PT oder INR).

b) Arzneimittelklassen, die möglicherweise die Antikoagulantieneffekte verstärken und oder jede gastrointest. Blutung verschlimmern: Nichtsteroidale Antiphlogistika/Antirheumatika, Thrombozytenaggregationshemmer, Pyrazolone, Salicylate. Die folgende Faktoren, einzeln oder in Kombination, sind möglicherweise für eine verminderte Antikoagulantienwirkung verantwortlich: Körpereigene Faktoren: Ödeme, Hereditäre Cumarinresistenz, Hyperlipidämie, Schilddrüsenunterfunktion, Nephrot. Syndrome. Äußere Faktoren: Arzneimittelklassen, welche die Antikoagulantienwirkung vermindern können: Adrenocorticosteroidhemmer, Antacida*, Anxiolytika, Antiarrhythmika*, Antibiotika*, Antikonvulsiva* , Antidepressiva*, Antihistaminika, Tumortherapeutika*, Antipsychotika, Thyreostatika*, Barbiturate, Diuretika* , enteral anzuwenden Nahrungsergänzungsmittel, Mittel gegen systemische Pilzerkrankung*, Ulkustherapeutika*, Glucocorticoide, Hypnotika*, Lipidsenker*, Immunsuppressiva, Estrogen enthaltene orale Kontrazeptiva, Adrenocorticoide*, Tuberkulösem.*, Vitamine: * Sowohl über verstärkte als auch verminderte Antikoagulantieneffekte wurde berichtet.

Ebenso: Diät mit hohem Vit. K-Anteil, unzuverlässige Bestanteil der Thromboplastinzeit (Quick-Wert od. PT od. INR). Verschiedene Interaktionen: Cholestyramin: Vermindert die Resorption von Antikoagulantien. Phenytoin: Antikoagulantien erhöhen die Phenytoinspiegel. Phenytoin wird sowohl m. erhöhten als auch vermindert Warfarin-Blutspiegeln in Verbindung gebracht. Sulfonylharnstoffe: Antikoagulantien verstärken den hypoglykerin Effekt. Einige Sulfonylharnstoffe (Chlorpropamid u. Tolbutamid) können die Wirkung der Antikoagulantien verstärken. Blutzuckersenkung kann verstärkt werden. Alkohol: Akute Aufnahme: Wirkung der Antikoagulantien verstärkt. Chronische Aufnahme: Wirkung der Antikoagulantien abgeschwächt. Ticlopidin: cholest. Hepatitis. Erworbene oder angeborene Warfarinresistenz bei täglichen hohen Dosen.

Dosierung

Die Dosierung ist der Bestandteil der Thromboplastinzeit (INR/Quick-Wert) oder einen gleichwertigen Test zu überwachen und individuell anzupassen.

1; Bestimmung stets vor Beginn der Behandlung Angestrebt wird ein wirksamer Bereich je nach Art der vorliegenden Erkrankung von INR 2,0-35. Überwiegen die Therapie mit Hilfe der INR- Methode Anzustrebende INR-Werte (individuelle Betrachtung): Prophylaxische tiefer venöser Thrombose:

2,0-2,5; Hüftchirurgie und Operationen von Femurfraktion (nach Operation)

2,0- 3,0; Therapie tiefer Venenthrombosen, Lungenembolien und TIA, Prophylaxe und oder Behandlungen der Thrombose mit Vorhofflimmern und künstlichen biologischen Herzklappen

2,0-3,0; Rezidiv. tiefe Venenthrombose Lungenembolie, arterieller Erkrankung einschließlich Myokardinsuffizienz

2,5-3,5. arterieller Bypass, künstlicher Herzklappe

Bei Patienten mit großen Thromboembolierisiko: eventuell höherer INR-Wert erforderlicher INR-Wert > 4,0: kein zusätzliches therapeutisches Nutzen.

Initialdosis: individuell Dosierung entsprechend der Körperreaktion des Patienten (Quick-Wert oder PT oder INR). Hohe Initialdosen können das Auftreten von Blutungen oder andere Komplikationen erhöhen. Niedrige Initialdosen bei älteren und oder geschwächten Patienten, und Patienten, die potentiell zu höheren Werten der Thromboplastinzeit als Folge einer Therapie neigen als erwartet. Initialdosiesung je nach Ausgangswert des Gerinnungsparameter ½-2 Tabletten täglich (2,5-10mg) - nicht niedriger als der geschätzte spätere Erhaltungsdosis. Erhaltungsdosis ½-2 Tabletten täglich (2,5-10mg); therapeutischer Flexibelbereich der Dosierung durch Brechen der Tablette mit Bruchrille. Dosisanpassung individuell nach Messung der Thromboplastinzeit oder INR. Dosierung bei Kindern < 14J.: kein ausreichender Erkenntnismaterial.

Gelben-Liste ICD-10 online (Who-Version 2006) der ganze Inhalt von Phenprocoumon und Coumadin.

Dosierungsschema für die Umstellung von Vitamin – K- Antagonisten (VKA) auf Heparin

„ Zustand nach Thrombose / Lungenembolie

INR- Einstellung: 2,0 bis 3,0
NMH – Heparin – Dosis : 100 Anti-Xa-IE/kg Körpergewicht ,1x täglich, subkutan.
Laborkontrolle : Anti-Xa- Spiegel : 0,4 bis 0,7 Einheiten /ml 2 bis 4 Stunden nach Injektion
UFH – Heparin- Dosis: sollte für diese Indikation nicht mehr verwendet werden.
Laborkontrolle : keine

Antiphospholipid- Syndrom

INR- Einstellung: 2,0 bis 3,0
NMH – Heparin – Dosis : siehe oben + ASS 100 bis 36 SSW
Laborkontrolle : siehe oben
UFH – Heparin- Dosis : siehe oben
Laborkontrolle : keine

Herzklappen – Patientinnen

INR- Einstellung: 2,0 bis 4,5 je nach Klappenart und - Position
NMH – Heparin – Dosis : 100 Anti-Xa-IE/kg Körpergewicht ,2x täglich, subkutan.(In Deutschland noch nicht zugelassen)
Laborkontrolle : Anti-Xa- Spiegel : 1,0 bis 1,4 Einheiten /ml 2 bis 4 Stunden nach Injektion
UFH – Heparin- Dosis : > 10.000 Einheiten, 2 x täglich Gabe subkutan
Laborkontrolle: PTT verlängert auf das 1,5fache „

Heparin

Das Heparin wird zum Schutz von unerwünschten Gefäßverschlüssen in fast allen Bereichen der Medizin und zwar je nach Situation eingesetzt. Kontinuierlich oder mehrmals täglich werden die **unfraktionierte Heparin** Oder **niedermolekulare, fraktionierte Heparin** verwendet .

Vorteile

a) Heparin ist nicht Plazentagängig.

b) Nebenwirkungen durch Keime sind nicht zu befürchten.

c) Fehlbildung oder Anomalien beim Kind durch Heparin sind ausgeschlossen.

Nachteile

a) Heparin hat eine kurze Halbwertzeit

b) kann nur durch Einspritzen zugeführt werden und ist unbequem als Anwendung .

c) kann Allergien hervorrufen wie z.B. Fieber, Juckreiz , Kopfschmerzen, Übelkeit u.a.

d) Bei mehrmonatiger Heparingabe kann sich Osteoporose entwickeln. Bei Schwangaren kann diese Komplikation schon früher auftreten.

e) Auch Haarausfall ist als Nebenwirkung beobachtet worden.

f) Die Fehlgeburtsrate ist 30 %

g) kann zur Plazentaablösung kommen.

Tabelle 2

Komplikationsraten der niedermolekularen Heparine Dalteparin, Enoxaparin und Nadroparin (Datenlage bis 12/2000)

Komplikationen	Dalteparin N = 557	Enoxaparin N = 1094	Nadroparin N = 296	Summe N = 1947
Aborte	14	39	8	61 (3,2 %)
Fraktur	2	0	0	2 (0,1 %)
Perinatal verstorben	4	9	3	16 (0,8 %)
Thromboembolische Komplikationen	10	20	3	33 (1,7 %)
Vaginale Blutungen	34	26	3	63 (3,2 %)
Frühgeburten	6	15	1	22 (1,2 %)
IUGR	0	5	4	9 (0,5 %)
Präeklampsie	1	2	13	16 (0,8 %)
HIT II	0	1	0	1 (0,05 %)
Thrombozytopenie	0	13	0	13 (0,7 %)
Andere	4	3	3	10 (0,5 %)

Gesamtkomplikationsrate: 246 ≙ 12,6 %

IUGR, intrauterine Wachstumsverzögerung; HIT II, Heparin-induzierte Thrombozytopenie

Prof. Dr. med. Lothar Heilmann Niedermolekulare Heparin in der Schwangerschaft, Deutsches Ärzteblatt 2002 ; 99(7) :A-424/B-342/C-320 Tabelle

Einflussgrößen auf den Hemmeffekt des Heparins

Körpergewicht

Unfraktioniertes Heparin wird seit Jahren im Allgemeinen eine Standarddosierung zur Behandlung gegeben ohne das Körpergewicht zu Berücksichtigen. Ab ca. dem 5. Tag der Heparintherapie wird häufig überlappend die Cumarintherapie eingesetzt (Hirsh 1991a)"warnt jedoch, diese Therapie bei bedrohlichen Thromboembolien durchzuführen." Die Dosierung des **niedermolekularen Heparins** bei Behandlung akuter venöser Thromboembolien erfolgt körpergewichtsbezogen.

<u>**Sonstige Einflüsse**</u>

Thrombozytenzahl, beschleunigte Thrombinbildungsrate, Konkurrenten des Antithrombins, Lagerungsdauer der Blutprobe, Antithrombingehalt des Plasmas, Leber- und Nierenfunktion, Kumulation des Heparins, Ph- Wert des Blutes.

<u>**Pharmakologie**</u>

Ein aktueller, umfassender Überblick über Biochemie und Wirkungsmechanismus findet sich bei Rosenberg et. al. 2001 Zurzeit werden 2 Heparinvarianten und 1 Heparinoid therapeutisch eingesetzt :
Unfraktioniertes Heparin, niedermolekulare Heparin, Danaparoid-Natrium, synthetisches Pentasaccharid (Fondaparinux).
„Die Heparine und Danaparoid-Natrium werden nahezu ausschließlich aus Schweinemukosa oder Rinderlunge hergestellt.“

Monika Barthels und Mario von Dapka, Das Gerinnungskompendium,s.245,
Thieme Verlag 2003.

<u>**Halbwertzeit**</u>

Bei Unfraktioniertes Heparin beträgt die Halbwertzeit 60 Minuten.

Bei Niedermolekulares Heparin beträgt die Halbwertzeit 100 – 180 Minuten. (Tinzaparin,Reviparin,Nadroparin,Enoxaparin, Dalteparin und Certoparin.)

Monika Barthels und Mario von Dapka, Das Gerinnungskompendium,s.250 -251,
Thieme Verlag 2003.

Clexane

<u>**Schwangerschaft**</u>

Bei Schwangeren mit künstl. Herzklappen sollte Clexane nur nach strenger Indikations-Stellung angewiesen werden. Es liegen nur begrenzte Erfahrungen, jedoch keine gut kontrollierten Studien mit Enoxaparin an Schwangeren vor. In einer klinischen Studie an Schwangeren mit künstlichen Herzklappe, die 2x tägl. 1mg Enoxaparin-Natrium pro kg zur Prävention thromboembolische Ereignisse erhalten hatten, traten bei 2. Frauen Thrombosen auf, die zur Blockade der Herzklappe und zum Tod der Patientin führten. Untersuchungen im 2. und 3. Trimenon geben keinen Anhalt für eine Plazentapassage von Enoxaparin. Clexane sollte nur nach strenger Indikations-Stellung in der Schwangerschaft angewendet werden.

<u>**Nebenwirkungen**</u>

Allergische Reaktionen (wie z.B. Pruritus, Erythem, Urticaria, angino-neurot. Ödem, Exanthem, Übelkeit, Erbrechen, Temperaturanstieg, Blutdruckabfall) (selten). Sehr selten anaphylakt./anaphylaktoide Reaktion mit exanthemischen Haut Veränderungen, Bronchospasmen, Dyspnoe und Blutdruckabfällen bis zum Kreislaufversagen. Einzelfall Purpura teils mit Hautnekrosen im Bereich der Injektions-Stelle, teils auch an anderen Körperstellen mit Bevorzugung der unteren Extremitäten, die möglicherweise durch eine allergische Vaskulitis verursacht sind. Vereinzelt an der Injektions-Stelle Ekchymosen sowie Schmerzen. Dosis abhängig offene oder okkulte Blutungen möglich. Die Ursache dieser Blutungen sollte untersucht und eine entsprechende Behandlung eingeleitet werden. Vermehrte Blutungen bei operativen Eingriffen selten und allgemein im Umfang begrenzt. Berichte über schwere Blutungen (retroperitoneal, intrakranial), in sehr seltenen Fällen mit tödlichem Ausgang! Gelegentlich zu Beginn d. Behandlung mit Heparin leichte vorübergehende Thrombozytopenie (Typ I) mit Thrombozytenwerten zwischen 100 000/µl und 150 000/µl (verursacht durch vorübergehende Thrombozytenaktivierung). Komplikationen treten im Allgemeinen nicht auf. Behandlung kann häufig weitergeführt werden. Selten Antikörper-Vermittelte schwache Thrombozytopenien (Typ II) mit Thrombozytenwerten deutlich unter 100 000/µl oder einem schnellen Abfall auf weniger als 50% des Ausgangswertes. Bei nicht Sensibilisierten beginnt der Thrombozytenabfall in der Regel 6-14 Tage nach Behandlungs- -beginn, bei Sensibilisierten unter Umstände innerhalb von Stunden. Diese schwere Form der Thrombozytopenie kann verbunden sein mit arteriellen unf venösen Thrombosen/Thromboembolien, Verbrauchskoagulopathie, zum Teil Hautnekrosen an der Injektions-Stelle. Petechien, Purpura und Meläna. Als Komplikation können im einzelnen Fällen zusätzlich zu den Thrombosen Organinfarkte oder Ischämien der Gliedmaßen auftreten. Dabei kann die blutgerinnungshemmende Wirkung des Heparins vermindert sein (Heparin-Toleranz). In solchen Fällen sofortige Absetzung der Behandlung Keine zukünftige Heparinisierung. Anstieg der Leberenzymwerte möglicherweise Selten bei Laborkontrollen asymptomatische Thrombozytopenie und Leukopenie. In seltenen Fällen wurde bei der Verwendung von Clexane® im Zusammenhang mit einer Spinal- od. Epiduralanästhesie oder postoperativen Verweilkathetern über spinale und epidurale Hämatome berichtet. Diese Ereignisse haben zu neurologischen Komplikationen unterschiedliche Ausprägung wie z.B. lang dauernder oder permanenter Paralyse geführt. Anstiege der Serum-Kalium-Konzetration mögliche Nebenwirkungen einer Behandlung mit unfragmentiertem Heparin, wie Haarausfall, Kopfschmerzen, Azidose, Osteoporose, Hautnekrosen, Priapismus, Hypotonie, Bradykardie, Hypoaldosteronismus, in Einzelfall möglich Wie durch unfragmentiertes Heparin können durch Clexane® folgende klinisch-chemisch Untersuchungsergebnisse verfälscht werden: Vortäuschung niedriger Cholesterinwerte im Serum. Falsch hohe T3- u. T4-Werte bei nicht nüchternen Patienten. Falsch hohe Blutzuckerwerte (erhöht um bis zu 30mg%). Verfälschung des Ergebnisses des Bromsulphalein-Testes.

Niedermeier J. Nebenwirkungen von Heparin. Arzneimitteltherapie1992(Text von Nebenwirkungen)

Wechselwirkungen

a.) Wirkungsverstärkung durch Substanzen, die d. Blutgerinnung beeinflussen, z.B. ASS, Ticlopidin, Clopidogrel, GP IIb/IIIa-Rezeptorantagonisten (z.B. Tirofiban, Eptifibatide, Abciximab), Dipyridamol, orale Antikoagulantien (Dicumarole), Fibrinolytika, nicht-steroidale Antirheumatika (z.B. ASS, Phenylbutazon, Indometacin), Dextran u. Zytostatika.

b.) Wirkungsabschwächung durch Antihistaminika, Digitalispräp., Tetracycline, Nikotin (Missbrauch) u. Ascorbinsäure.

c.) Verdrängung v. Phenytoin, Chinidin, Propranolol, Benzodiazepinen u. Bilirubin aus der Plasma-Eiweiß-Bindung.

d.) Bindung basischer Medikamente (z.B. Chinin) u. Abschwächung deren Wirkung.

e.) AM, die den Serums-Kalium-Spiegel erhöhen, nur unter besondere sorgfältiger medizinischer Überwachung gleichzeitig mit Clexane Anwendung
f.) Die Wechselwirkung von Heparin mit intravenös appliziertem Glyceroltrinitrat, die zu einer Wirkungsabschwächung von Heparin führt, kann auch für Enoxaparin nicht ausgeschlossen werden.

Hinweise

In der Thromboseprophylaxe sollte bei Patienten mit Lumbalpunktion, Spinal- und Epiduralanästhesie wegen der Gefahr von Blutungskomplikationen, die zu neurologischen Ausfall Erscheinungen und Paraplegien führen können, Enoxaparin nur nach sorgfältiger, individueller Abwägung der Nutzen/Risikorelation und ausschließlich in der zur Thromboseprophylaxe empfohlenen Dosierung angewendet werden. Dabei soll ein ausreichender Zeitabstand zwischen der Injektion und der Neuanlage (12h) bzw. dem Entfernen eines Spinal- oder Epiduralkatheters (12h) eingehalten werden. Danach soll eine erneute Gabe von niedrig dosiertem Enoxaparin frühestens nach 4h erfolgen. Bei Patienten, die höhere Dosen Enoxaparin-Natrium bekommen (1mg/kg KG 2x tgl.) soll das punktionsfreie Intervall 24 Std. betragen. Das Risiko v. Komplikationen wird erhöht durch die Verwendung von Verweilkathetern, traumatischer oder wiederholter Punktion sowie bei gleichzeitiger Anwendung von Arzneimitteln, die die Blutgerinnung beeinflussen (wie z.B. NSAID, Thrombozytenaggregationshemmer oder andere Antikoagulantien). Die Patienten sind nach Anweisungen eines rückenmarksnahen Anästhesieverfahrens sorgfältig neurologisch zu überwachen, wobei insbesondere auf sensorische und motorische Ausfälle zu achten ist. Bei Patienten mit künstlichen Herzklappen sollte Clexane nur nach strenger Indikations-Stellung angewendet werden.
In seltenen Fällen können Überempfindliche -Reaktionen durch Benzylalkohol auftreten.

<u>**Dosierung**</u>

1.) Bei Patienten mit niedrigem oder mittlerem thromboembolischen Risiko (z.B. in der Allgemeinchirurgie) einer thrombo-embolien Erkrankung 1 Fertigspritze 20mg Lsg. 20mg mit Sicherheitssystem oder 0,2ml multidose 100mg/ml. Bei Patienten mit einem hohen Risiko einer Thromboembolie und insbesondere im Zusammenhang mit einer orthopädischen- chirurgischen Behandlung. sollte täglich 1 Fertigspritze 40mg Lsg, 40mg mit Sicherheitssystem, 40mg Duo mit Sicherheitssystem oder 0,4ml multidose 100mg/ml Injektion werden. In der Allgemeinchirurgie sollte die 1. Injektion etwa 2 Stunden, in der Orthopädie Chirurgie 12 Stunden vor der Operation erfolgen.
2.) Bei Patienten mit einem mittleren oder hohen thromboembolien Risiko und akuten, schwer internistischen Erkrankung mit weitgehender Immobilisation sollten 1x tgl. 40mg (0,4ml multidose 100mg/ml) Clexane injiziert werden.
3.) Zur Therapeutisch tiefer Venenthrombosen mit und ohne Lungenembolie 60mg Therapie m. Sicherheitssystem /80mg Therapie mit Sicherheitssystem /100mg Therapie mit Sicherheitssystem /multidose 100mg/ml in einer Dosierung von 1mg Enoxaparin-Natrium/kg KG 2x tgl. über mindestens 5 Tage.
4.) Zur Therapie des instabilen Angina pect. und des Nicht-Q-Wellen Myokardinfarktes 60mg Therapie mit Sicherheitssystem /80mg Therapie mit Sicherheitssystem /100mg Therapie mit Sicherheitssystem multidose 100mg/ml in einer Dosierung von 1mg Enoxaparin-Natrium/kg KG 2x tgl. über mindestens 2, im Mittel 3 und maximal 5 Tage

5.) Bei der Hämodialyse werden zu Beginn der Sitzung im Allgemeinen 0,005-0,01 ml/kg KG in den arteriellen Schenkel injiziert. Es wird empfohlen, Clexane® exakt subkutan und langsam zu injizieren. Die Behandlung sollte im Allgemeinen, solange der Patient noch bettlägerig ist und ein Thromboembolie-Risiko besteht, fortgeführt werden (in Mittel 7-10 Tage nach der Operation, im Mittel 9 bis maximal 14 Tage bei nicht-chirurgischen Patienten). Clexane® darf nicht i.m. verabfolgt werden!

<u>**Zusammensetzung**</u>

-20mg Lsg./-20mg m. Sicherheitssystem ./-40mg Lsg./-40mg m. Sicherheitssystem/-40mg Duo mit Sicherheitssystem /-40mg Duo/-60mg Therapie mit Sicherheitssystem/-80mg Therapie mit Sicherheitssystem/-100mg Therapie mit Sicherheitssystem: 1 Fertigspritze mit -0,2ml/-0,4ml -0,6ml/-0,8ml/-1,0ml enthalten: -20mg/-40mg/-60mg/-80mg/-100mg Enoxaparin-Natrium (entspr. -2000 I.E./-4000 I.E./-6000 I.E./-8000 I.E./-10000 I.E. Anti-Xa). Hilfsstellung: Wasser für Injizier-Zwecke. -multidose 100mg/ml: 1ml enthalten: 100mg Enoxaparin-Natrium (entsprechend 10.000 I.E. Anti-Xa). Hilfsstellung: Wasser f. Injizier-Zwecke; Benzylalkohol 15mg/ml.

Gelben-Liste ICD-10 online (Who-Version 2006) Text von Wechselwirkungen, Hinweise, Dosierung und Zusammensetzung.

<table>
<tr><td colspan="3">Tabelle 1
Thromboseprophylaxe in der Schwangerschaft</td></tr>
<tr><td>Risiko</td><td>Befund</td><td>Prophylaxe</td></tr>
<tr><td>Niedrig</td><td>Familiäre Thromboseanamnese
Thrombophile Defekte ohne eigene und familiäre Thromboseanamnese</td><td>NMH-Prophylaxe postpartum (mindestens 6 Wochen) – In der Schwangerschaft physikalische Methoden (Kompressionsstrümpfe, Venengymnastik, Maysche-Regeln)</td></tr>
<tr><td>Mittel</td><td>Thrombose in der Anamnese ohne hereditäres thrombophiles Risiko
Wiederholter Spontanabort oder schweres Prä-Eklampsie/HELLP-Syndrom und Thrombophilie (angeboren und erworben, einschließlich Antiphospholipid-Syndrom) ohne Thrombose in der Anamnese
Homozygote Faktor-V-Leiden-Mutation ohne Thrombose in der Anamnese</td><td>NMH

Während der Schwangerschaft und postpartum (mindestens 6 Wochen)</td></tr>
<tr><td>Hoch</td><td>Herzklappenersatz*
Thrombose in der aktuellen Gravidität*
Wiederholte Thrombose in der Anamnese oder laufende Antikoagulation wegen zurückliegender Thrombose oder aus anderen Indikationen (z. B. Vorhofflimmern)
Homozygote Faktor-V-Leiden-Mutation oder kombinierte Thrombophilen-Defekte und eine Thrombose in der Anamnese
Antithrombinmangel mit und ohne Thrombose</td><td>NMHH therapeutisch während der Schwangerschaft und post partum (hochdosiert) oder post partum orale Antikoagulation. Peripartal UFH i. v. aPTT adjustiert</td></tr>
<tr><td colspan="3">* gesonderte Empfehlungen</td></tr>
</table>

Prof. Dr. med Lothar Heilmann Niedermolekulare Heparin in der Schwangerschaft, Dtsch Artebl 2002; 99(7) :A-424/B-342/C-320 Tabelle

Im Voraus habe ich über die zwei Arten von Antikoagulatien berichtet, die bei Herzklappenpatienten unerlässlich sind, egal ob eine Schwangerschaft besteht oder nicht.

Im Verlauf einer unkomplizierten Schwangerschaft und im Wochenbett kommt es zu ausgeprägten Veränderungen des Gerinnungssystems. Das Risiko für venöse Thromboembolien scheint während einer Schwangerschaft und im Wochenbett erhöht zu sein. Der Umgang mit Antikoagulazien macht in der Praxis immer dann Schwierigkeiten, wenn Patienten unter besonderen Umständen wie z.B. eine Schwangerschaft antikoaguliert werden sollen.

Ungeplante Schwangerschaft unter Gerinnungshemmer

Bei Feststellung einer Schwangerschaft unter laufender Behandlung mit Vitamin-K- Antagonisten, sollte das Medikament immer sofort abgesetzt und durch ein niedermolekulares Heparin ersetzt werden (bei Herzklappen- Patientinnen ggf. auch unfraktioniertes Heparin). Außerdem sollte die Patientin sofort mit Vitamin-K- Tropfen über eine Woche versorgt werden. Hierdurch lässt sich erfahrungsgemäß noch eine Schädigung des Embryos verhindern, wenn der Gerinnungshemmer noch vor der 6 Schwangerschaftswoche abgesetzt wurde.
Falls während der 6 bis der 9 Schwangerschaftswoche doch Gerinnungshemmer eingenommen wurden, sollte die Patientin in ein perinatales Zentrum zur Untersuchung und zur genetischen Beratung vorgestellt werden.

Geplante Schwangerschaft bei Patientinnen die Gerinnungshemmer einnehmen

Im Falle einer geplanten Schwangerschaft, sollte der Gerinnungshemmer ca. 2 bis 3 Monate vor geplanter Empfängnis abgesetzt und die Behandlung auf niedermolekulares Heparin umgestellt werden (bei Herzklappen- Patientinnen gegebenenfalls auch auf unfraktioniertes Heparin). Die Dosierung richtet sich nach dem Grund für **VKA** (Vitamin-K-Antagonisten, siehe Seite 20). Diese Heparin- Dosis wird dann während der kompletten Schwangerschaft durchgeführt bis mindestens sechs Wochen nach der Entbindung. Eine Prophylaxe mit Aspirin (Acetylsalicylsäure) während der Schwangerschaft, ist in der Regel nicht ausreichend und daher auch nicht indiziert.

Ausnahme: Bei Patientinnen mit so genanntem Antiphospholipid – Syndrom wird Aspirin zusätzlich zum niedermolekularen Heparin während der Schwangerschaft verabreicht bis maximal zur 36 Schwangerschaftswoche.

Veränderung der Herzkreislauffunktion während der Schwangerschaft.

Jede Schwangerschaft stellt für den weiblichen Organismus eine physiologische Belastung dar. Die Anpassung an der Schwangerschaft ähnelt in vieler Hinsicht dem Leistungssport.

a) Hormonelle Umstellungen führen zu einer Zunahme des Wassergehaltes des Organismus und zu einem erhöhten Blutvolumen.

b) Die zellulären Bestandteile weniger zunehmen, sinkt der Hämatokritwert, der den Anteil des Volumens aller roten Blutkörperchen am Gesamtblut angibt (ab der zwölften Schwangerschaftswoche) d.h. das Blut wird dünner.

c) Die gesamte Zunahme der Körperflüssigkeit beträgt gegen Ende der Schwangerschaft acht bis neun Liter.(häufig Wasseransamlung an den Beinen und Bauchwand).

d) Schlagvolumen, Herzvolumen, Herzfrequenz und Herzminutenvolumen nehmen deutlich zu.

e) Arterieller Blutdruck, System- und Lungenwiederstand nehmen ab.

f) Die Blutgerinnung während der Schwangerschaft verändert sich. Die Konzentration der Gerinnungsfaktoren ist erhöht, die Blutplättchen werden schneller umgesetzt, so neigt jede Schwangere schneller zu Thrombosen.

Im Folgenden stelle ich ein Fallbeispiel dar, mit angeborenen Herzfehler und Herzklappenimplatation die eine Schwangerschaft bis zur 32 Woche durchgeführt hat.

Diagnosen :

a) Leavokardie bei Situs ambiguus und Single atrium Z.n. Septierung des Single atriums (mit 2 ½ Jahren)

b) Mitralklappenersatz bei Mitralklappeninsuffizienz (mit 14 Jahren) Sick – Sinus – Syndrom Z.n. Reanimation bei Kammerflimmern und Herzschrittmacherimplatation.

c) Hepatitis B – und C- Infektion durch Bluttransplatation.

d) Trikuspidalklappeninsuffizienz II° und Pulmonalklappeninsuffizienz I°

e) Spontanaborte in der Frühgravidität (mit 30 und 31 Jahren)

f) Frühgeburt in der 32 Woche (Plazenta Preavia).

Medikation :

Sotalol 2 x 80 mg,
Marcuma je nach INR-Wert

Während der Schwangerschaft :

Sotalol 2 x 80 mg,
Enoxeparin (Clexane zweimal Täglich)
Utrogestan 3 x 1 Tablette.

Vitaminen würden wie bei üblichen Schwangeren gegeben je nach bedarf.

<u>**Patientinfall**</u>

Die 32 Jährige Patientin, hat vor der Schwangerschaft eine ausführliche Herzuntersuchung durchführen lassen bevor die Zustimmung von den Kardiologen bekam. Es wurde Ihr aber hingewiesen, dass es eine Risikoschwangerschaft ist und dass die Mutter ein sehr Hohes Risiko eingeht.

Als die Schwangerschaft eintrat, wog die Patientin 55 Kg bei 172 cm Größe.
Sie wurde sofort auf Heparin umgestellt (60mg und 40mg pro Tag).
Die Schwangerschaft bis zum Ende des dritten Monats verlief problemlos, abgesehen den typischen Schwangerschaftsbeschwerden.

Während dieser Zeit erfolgte einmal Monatlich ein Besuch beim Kardiologen und dem Gynäkologen.
Unter Absprache zwischen den Kardiologe und den Gynäkologe wurde die Patientin in der vierzehnten Schwangerschaftswoche Stationär aufgenommen um eine Umstellung auf Marcuma zu erfolgen. Bei eine ¼ Tablette Marcuma erlöste bei der Patientin nach ca. 40 Stunden Vaginale Blutungen es wurde von den Gynäkologen eine kleine Placenta Ablösung festgestellt. Man entschloss der Patientin während der ganze Schwangerschaft Heparin zu geben um weitere Blutungen soweit es geht zu vermeiden, zusätzlich wurde Ihr die Tablette Utrogestan verschrieben, auch auf ausdrückliche Bettruhe wurde die Patientin hingewiesen.

Die engmaschigen Untersuchungen von Gynäkologen und Kardiologen wurden nach dem Vorfall in kleinere Abstände durchgeführt.

Trotzt der Umstellung auf Heparin hatte die Patientin nach ca. 40 Tagen erneuert Vaginale Blutungen dieses mal war die Blutung stärker und es wurde der Patientin eine Bluttransfusion durchgeführt, weil der Hämatokritenwert 25 war. Nach einwochendlichen Aufenthalt in dem Krankenhaus wurde die Patientin entlassen, eine Placenta preavia totalis wurde von der Gynäkologischen Sicht zusätzlich festgestellt. Aus Kardiologischer Sicht entnahm die Patientin weiterhin Sotalol und es wurde Ihr Heparin gespritzt (selbe Dosis wie oben).
Die Leistungsreserve des Herzens war weiterhin gut und es gab keine Beschwerden von der Patientin aus.

In der sechsundzwanzigste Schwangerschaftswoche wurde der Patientin Cortison Spritzen gegeben. Da es um eine Risiko Schwangerschaft handelt und die Entbindung per Kaiserschnitt in der 37 Schwangerschaftswoche geplant wurde, wäre die Lunge des Babys nicht ausgereift ohne Cortison.

Nach zwei Tagen hatte die Patientin Fieber den Sie durch eine Erkältung eingeholt hat und Nierenschmerzen .Kurze Zeit später bekam Sie wieder starke Vaginale Blutungen und wurde im Krankenhaus eingeliefert. Die Blutung selbst dauerte ca.20 Minuten und stoppte genauso schnell wie Sie kam. Auf wünsch der Patientin wurde kein Notkaiserschnitt durchgeführt, stattdessen würde die Patientin Stationär aufgenommen .Sie blieb bis zu der

32 Woche, wo eine vollständige Plazenta Ablösung und ein vorzeitiger Blasensprung hatte.

Die Geburt (Kaiserschnitt) verlief komplikationslos und ohne großen Blutverlust.

Die Patientin hatte während dieser sechs Wochen, keine Vaginale Blutungen gehabt. Sie hat für dieser Zeit nur im Bett gelegen, was eine Verstopfung, Hämorrhoiden, und Rückenschmerzen zur folge hatte.
Während der Schwangerschaft zeigten sich keinerlei Problemen mit dem Herzkreislauf. Keine Wasseransamlung an den Beinen, keine Atmungsbeschwerden obwohl die Patientin bis zu der 32 Schwangerschafts- woche siebzehn Kilogramm zugenommen hat. Während der ganzen Schwangerschaft hatte die Patientin Zahnfleischblutungen.

Die Patientin wurde nach Fünftägigen Aufenthalt aus dem Krankenhaus mit einem guten allgemeinen Gesundheitszustand entlassen. Das Baby wurde Untergewichtig geboren (1095 Kilogramm schwer) und wurde nach zwei Monate in Stationäre Behandlung gesund entlassen worden.

Die Statistischen Prognosen, die mit dem Krankheitsbild der Schwangaren zusammen hängen, spiegeln sich im Allgemeinen in den Diagnosenbericht wieder.

Dieser Befund zeigt wie eine Schwangerschaft sich gefährlich entwickeln kann und vor allem wenn man eine Gesundheitliche Vorgeschichte hat. Auf jedem Fall sollte man alle Risiken im Voraus mit dem behandelnden Arzt absprechen.

Schwangerschaft mit angeborenen (Operierten) Herzfehler

Die Schwangerschaft einer Frau mit einem (operierten) angeborenen Herzfehler kann ein Risiko für Mutter und Kind bedeuten. Dies hängt im Wesentlichen von zwei Faktoren ab:

a) Der kardiale Leistungsreserve und
b) dem Vorhandensein einer Zyanose (einer arteriellen Sauerstoffunterversorgung). Die Schwangerschaftsprognose bei Müttern mit zyanotischen Herzfehler ist besonders schlecht, von 42 Schwangerschaften resultierten nur 23 Lebendgeborenen Babys davon waren die 21 untergewichtig.

Mütterliches Risiko
Die häufigsten kardiologischen Komplikationen sind Herzrhythmusstörungen und Herzinsuffizienz. Bei einer Therapie gegen Herzrhythmusstörungen, muss der behandelnde Arzt an das Kind denken, z.B. Chinidin ist Plazentagängig.

<u>**Kindliches Risiko**</u>

Die spontane Fehlgeburtrate bei (operierte angeborenen Herzfehler) ist bei 39 % .Ein weiteres Risiko für das Kind besteht in der Medikamenteneinnahme der Mutter zur Therapie der Herzsuffizienz und Rhythmusstörungen.

Nicht zu übersehen ist die Mütterliche und Kindliche Sterblichkeit bei kardialer Leistungseinschränkung von Schwangaren Frauen mit angeborenem (operiertem) Herzfehler. Die kardiale Leistungsreserve bzw. des kardialen Beschwerden (funktionelle Klassifikation der **N**ew **Y**ork **H**eart **A**ssociation) beeinflussen die Zahl der Sterblichkeit.

<u>Mütterliche Sterblichkeit</u>		<u>Kindliche Sterblichkeit</u>	
NYHA – Klasse I und II	0,4 %	NYHA- Klasse I	keine
NYHA – Klasse III und IV	6,8 %	NYHA – Klasse IV	39 %

Schwangerschaft mit angeborenen (nicht Operierten) Herzfehler

die spontane Fehlgeburtsrate betrug 22 % im Gegensatz zu Schwangerschaften mit operierten Herzfehler lag es deutlich weniger.
Eine Schwangerschaftsunterbrechung wurde bei 18 % der Schwangeren durchgeführt aufgrund einer Verschlechterung der Herzerkrankung.

Schwangere mit Eisenmenger Syndrom, unabhängig davon ob sie operiert sind oder nicht, ist die mütterliche Sterblichkeit besonders hoch angegeben 30 bis 50 %.
Todesursachen sind plötzlicher Herztod, unkontrollierbarer Schock nach nicht stillbarer Blutung, Lungenembolie. Dazu kommen eine kindliche Mortalität von knapp 30 % und eine Frühgeborenenrate von knapp 50 %, so dass die Eisenmengeraktion allgemein als absolute Indikation zur Schwangerschafts-unterbrechung angesehen wird.
Will die Mutter trotz oder nach sorgfältiger ärztlicher Beratung die Schwangerschaft austragen, so wird eine Antikoagulation zur Thrombose- und Embolieprophylaxe empfohlen.

Aus allem wird deutlich, dass Patientinnen mit erhöhtem Risiko für eine Schwangerschaftsbeeinträchtigung unbedingt in einem geburtshilflich-perinatologischen Zentrum entbinden sollten, das auf solche Risikogeburten eingestellt ist und eine enge Zusammenarbeit mit Kardiologen, Anästhesisten und Kinderkardiologen bietet.

Antiphospholid – Antikörper – Syndrom (APS)

Für APS typisch sind zum Teil ungewöhnliche Thrombosen/Embolien (venöse Thrombosen, arterielle Gefäß-Verschlüsse, Schlaganfälle im jugendlichen

Alter, Thrombosen kleiner Gefäße). Patientinnen mit einem Abort in der Anamnese und erhöhtem Antikardiolipin-Antikörperspiegel haben ein erhöhtes Risiko eines erneuten Aborts – Tendenz zur habituellen Abortneigung! Die für das APS typischen Fehlgeburten treten oft erst im zweiten oder dritten Schwangerschaftsdrittel auf, wenn die (in diesen Fällen krankhaft gestörte) Durchblutung des Mutterkuchens für das Ungeborene an Bedeutung gewinnt. Bei Schwangeren mit APS können Komplikationen durch eine engmaschige Überwachung des Wachstums des Ungeborenen mittels Ultraschall oft schon erkannt werden, bevor es zu einer Katastrophe kommt. Die prophylaktische Gabe von Heparin kann oft einen Fruchttod im Mutterleib oder eine Fehlgeburt verhindern.

Bedeutung des Hochdrucks in der Schwangerschaft

Bei der Mutter kann es bei Blutdruckwerten oberhalb 170-180/110 mm Hg zu hypertensiven kardiovaskulären Komplikationen kommen, wie sie in gleicher Weise auch außerhalb der Schwangerschaft auftreten. Bei der Präeklampsie/Gestose besteht die Gefahr einer Eklampsie, eines HUS- oder eines HELLP-Syndroms, die zu tödlichen zerebralen Blutungen, einer Leberruptur und/oder schweren Gerinnungsstörungen führen können.

Beim Feten kann es zu einer Wachstumsretardierung kommen. Diese ist besonders ausgeprägt, wenn die Mutter an einer Niereninsuffizienz mit einem Serumkreatinin über 1,5 mg/dl leidet oder wenn sich eine schwere Gestose entwickelt. Die perinatale Mortalität und Morbidität ist dann erhöht, vor allem bei der Pfropfgestose. Ein erhebliches, aber nicht zu umgehendes Risiko für den Feten stellt auch die aus einer vorzeitigen Entbindung resultierende Frühgeburtlichkeit dar.

Thromboseneigung (Thrombophilie) als Ursache für Schwangerschaftskomplikationen

Alle Thrombophilien stehen im Verdacht, für Schwangerschaftskomplikationen verantwortlich zu sein: Es treten vermehrt auf:

- Fehlgeburtlichkeit
- Wachstumretardierungen durch schlechte Plazentadurchblutung
- Frühgeburten
- Präeklampsie und Eklampsie
- HELLP- Syndrom
- Primäre Sterilität, vergebliche künstliche Befruchtungen

Daher wird bei mittlerweile regelmäßig eine Blutuntersuchung auf Thrombophilie durchgeführt. Niedermolekulare Heparine sind in der Lage, die Schwangerschaftskomplikationsrate bei diesen Frauen dramatisch zu senken. Ein früher Prophylaxebeginn mit niedermolekularem Heparin in einer hohen Prophylaxedosis, meist ab Feststellung der Schwangerschaft in der ca. 6 Schwangerschaftswoche, hat sich bewährt bei Patientinnen mit Thrombophilie und Schwangerschaftskomplikationen sowie bei Patientinnen mit Thrombose/Embolien in der Vorgeschichte, die nicht dauerhaft auf Gerinnungshemmer angewiesen sind. Bei geplanter künstlicher Befruchtung, sollte die Heparingabe wegen des Thromboserisikos ab beginn einer Hormonstimulation begonnen werden.

Bei Frauen mit Thrombophilie (angeborener Thromboseneigung) ohne Thrombosen oder Schwangerschaftskomplikationen in der Vorgeschichte reichen meist eine Überwachung der Gerinnung während der Schwangerschaft und eine Prophylaxe mit niedermolekularem Heparin im Wochenbett (6 Wochen nach der Entbindung) aus. Nur wenn die Gerinnungsaktivität während der Schwangerschaft stark ansteigt, wird gegebenenfalls schon während der Schwangerschaft mit Heparinprophylaxe begonnen.

Brenner B. Thrombophilia and pregnancy complications. Thromb Heamost 2004
(ganze Text)

Literatur

Brenner B. Thrombophilia and pregnancy complications. Thromb Heamost 2004

Gelben- Liste ICD-10 online (Who-Version 2006)

Harenberg J, klinische Pharmakologie von Heparinen, Hämostaseologie 1992

Prof. Dr. med Lothar Heilmann Niedermolekulare Heparin in der Schwangerschaft, Deutsches Ärzteblatt 2002; 99(7) :A-424/B-342/C-320 Tabelle

Hirsh. J. Heparin.N.England J Med 1991 a;324;1565-74

Internetseite (de.**wikipedia**.org) (suche unter Künstliche Herzklappen, Mechanische Herzklappen, Bauformen nur der Text von beiden kunstoff -Klappen)

Monika Barthels und **Mario von Dapka**, Das Gerinnungskompendium, Thieme Verlag 2003.

Niedermeier J. Nebenwirkungen von Heparin. Arzneimitteltherapie1992

Okley Celia Prof. Ärztliche Praxis 2003, Ausgabe 74, London

Rosenberg RD,Redesigning heparin.N.England JMed 2001;344;673-5

Dr. med. **Christof Schäfer,** Medikamentöse Therapie in der Schwangerschaft, Deutsches Ärzteblatt Jg. 102/ Heft 37/ 16-09-2005